Baja En Carbohidratos

Recetas De Desayunos Asombrosas Bajas En Carbohidratos (Cocinar Sin Carbohidratos)

Argeo Parra

Publicado Por Daniel Heath

© **Argeo Parra**

Todos los derechos reservados

*Baja En Carbohidratos: Recetas De Desayunos Asombrosas
Bajas En Carbohidratos (Cocinar Sin Carbohidratos)*

ISBN 978-1-989808-12-2

Este documento está orientado a proporcionar información exacta y confiable con respecto al tema y asunto que trata. La publicación se vende con la idea de que el editor no esté obligado a prestar contabilidad, permitida oficialmente, u otros servicios cualificados. Si se necesita asesoramiento, legal o profesional, debería solicitar a una persona con experiencia en la profesión.

Desde una Declaración de Principios aceptada y aprobada tanto por un comité de la American Bar Association (el Colegio de Abogados de Estados Unidos) como por un comité de editores y asociaciones.

TABLA DE CONTENIDO

Parte 1

Introducción

Quiero agradecerte y felicitarte por descargar el libro. El mismo contiene los pasos y estrategias probadas sobre cómo crear deliciosos platos bajos en carbohidratos que lo ayudarán a perder peso y desarrollar hábitos de alimentación saludables. En lugar de contar las calorías y las porciones de alimentos, una dieta baja en carbohidratos requiere que usted regule la cantidad y el tipo de carbohidratos que consume.

Es mucho más fácil seguir una dieta baja en carbohidratos en comparación con otros regímenes de alimentacion, ya que, no se le pedirá que se salte las comidas deje de comer y muera de hambre. Esto asegura que los requisitos de nutrientes de su cuerpo no se sacrifiquen en la búsqueda para mantener una buena figura.

Hay que tener en cuenta que para perder

peso se necesita de   80% nutrición o alimentacion y 20% ejercicio. Por lo tanto, también tendría que estar físicamente activo para alcanzar sus metas de perdida de peso. Sin embargo, tenga cuidado, para no exagerar el ejercicio, ya que hacerlo también puede tener efectos negativos en su salud.

Gracias de nuevo por descargar este libro, ¡espero que lo disfruten!

Capítulo 1

La dieta baja en carbohidratos

Una dieta baja en carbohidratos esta dirigida a ayudarlo a perder peso al restringir la cantidad y el tipo de carbohidratos que consume mientras le da énfasis a las grasas y proteínas. Estimula al cuerpo a utilizar la grasa como fuente de combustible en lugar de quemar carbohidratos. También es posible que desee adoptar este régimen de alimentos si desea mejorar sus hábitos alimenticios o disfrutar de la cantidad y tipo de alimentos que se incluyen en esta dieta. Ademas de la pérdida de peso, una dieta baja en carbohidratos también puede ayudar a mejorar o prevenir afecciones médicas graves como el síndrome metabólico, la presión arterial alta, la diabetes y las enfermedades cardiovasculares. También puede tener un efecto positivo en los niveles de azúcar y colesterol en la sangre.

¿Como funciona?

Las dietas bajas en carbohidratos disminuyen los niveles de insulina en la sangre. La insulina es una hormona que regula el almacenamiento y la producción de grasa, así como los niveles de azúcar en la sangre. Incita al cuerpo a utilizar la glucosa como fuente de energía en lugar de grasa que se almacena en su lugar. La disminución de los niveles de insulina permite que se queme más grasa y se use como fuente de combustible, reduciendo así la necesidad de comer. Además de esto, la mayoría de los productos alimenticios que son bajos en carbohidratos contienen altas cantidades de proteínas. Se ha demostrado que la proteína reduce el apetito y aumenta la masa muscular, lo que estimula el metabolismo. También hay algunos productos alimenticios que son altamente gratificantes pero que no contienen muchos nutrientes. Por lo general, el cuerpo los ansia, pero a medida que los comes, solo aumentas de peso pero no tienes un buen aporte a la nutrición. Una dieta baja en carbohidratos excluye estos tipos de alimentos y solo incluye aquellos que están cargados con los nutrientes que el cuerpo necesita para mantenerse saludable.

Puntos para recordar

• Coma tres comidas principales y dos meriendas al día. Es bastante difícil seguir una dieta, especialmente si estás deseando comer. Negarse a comer solo lo hará sentir hambre y le hará comer lo que tenga a mano. Sin embargo, esto no debería ser un problema si sigues una dieta baja en carbohidratos. En este régimen de alimentos, no está obligado a morirse de hambre ni a saltearse una comida. De hecho, se recomienda tener una comida dentro de las 3 o 4 horas de vigilia o tener de 5 a 6 comidas pequeñas al día.

• Convierta en un hábito el consumo diario de 20 gramos de carbohidratos netos. Se recomienda consumir 20 gramos de carbohidratos netos cada día para desencadenar la pérdida de peso. Comer menos de esa cantidad no hará que pierda peso más rápido y es posible que solo le impida satisfacer sus otros requerimientos nutricionales. Por otro lado, superar esa cantidad puede impedirle alcanzar sus objetivos de pérdida de peso. También se recomienda que de esa cantidad, 12 a 15 gramos provengan de comer verduras o vegetales. Esto aseguraría que obtendrás los nutrientes que tu cuerpo necesita para mantenerse saludable mientras intentas perder peso.

• Sus comidas deben contener suficiente cantidad de proteínas. La proteína ayuda a reducir el apetito, evitando que coma más de lo necesario. Además, estimula el desarrollo muscular que aumenta el metabolismo ya que el cuerpo necesita energía para lograr este proceso. Se recomienda consumir 4-6 onzas tres veces al día.

• No tengas miedo de las grasas. No todas las grasas son malas y poco saludables. Las grasas saludables en realidad pueden ayudar a mejorar la capacidad del cuerpo para absorber nutrientes y mejorar el sabor de los alimentos que consume. Además, también lo mantiene lleno (estimula la saciedad), lo que puede ayudar a reducir sus antojos de alimentos. Debes reemplazar los carbohidratos con grasas saludables para asegurarte de tener suficientes fuentes de energía para mantenerte saludable durante el día.

• Beba al menos 8 vasos de agua al día. Especialmente si recién está comenzando, un régimen de alimentación puede tomar algún tiempo antes de acostumbrarse a la pérdida de agua que acompaña a una dieta baja en carbohidratos. Incluso es posible que experimente mareos y otros síntomas que pueden agotar su energía. Para contrarrestar estos efectos secundarios y prevenir el desequilibrio de electrolitos, así como la deshidratación, debe beber suficiente cantidad de agua diariamente. Dos tazas de su ingesta de líquidos pueden ser en forma de té o café. También puede reemplazar dos tazas con caldo de pollo, ternera o verduras siempre que contengan suficiente sal.

• Esté atento a los carbohidratos ocultos. Asegúrese de leer cuidadosamente las etiquetas de los alimentos, especialmente cuando compre condimentos. También debe tener cuidado con los alimentos que come afuera y, en la medida de lo posible, preguntar qué hay en su plato. También puede pedir vinagre o aceite para ensaladas y pedir salsas al costado cuando come en un restaurante.

• Use sustitutos del azúcar moderadamente. Los sustitutos del azúcar son perfectamente aceptables en las dietas bajas en carbohidratos, pero no se exceden. Utilícelos con moderación y limítese a no más de tres paquetes diarios.

• Familiarícese con lo que es aceptable y lo que no es adecuado en su dieta. Para maximizar los efectos de pérdida de peso de una dieta baja en carbohidratos, asegúrese de seguir consumiendo productos alimenticios aceptables. Siempre puede encontrar sustitutos aceptables para productos alimenticios prohibidos y rehacer sus recetas favoritas para que contengan solo alimentos aceptables.

• Crea tus propias comidas.

Es casi difícil averiguar la cantidad de carbohidratos en los alimentos que come fuera de su hogar. Sería mejor crear y traer comidas empacadas cuando vaya al trabajo o la escuela. De esta manera, puede estar seguro de que los alimentos que consume son saludables y contienen poca cantidad de carbohidratos. ¡Esta práctica también puede ayudarlo a reducir sus gastos de comida y también ahorrar dinero!

Capítulo 2

¿Comer o no comer? Alimentos aceptables

Los productos alimenticios que se aceptan en una dieta baja en carbohidratos incluyen todo tipo de peces, entre ellos platija, halibut, arenque, bacalao, salmón, trucha, sardinas, atún y lenguado. Los productos avícolas como la gallina de Cornualles, avestruz, pollo, pavo, pato, codorniz, ganso y faisán también son productos alimenticios aceptables. También puede disfrutar de mariscos como almejas, langosta, cangrejo, calamar y camarones sin preocupaciones. Las ostras y los mejillones también son aceptables, pero contienen una mayor cantidad de carbohidratos, por lo tanto, solo debe limitar el consumo de estos a aproximadamente 4 onzas al día. Los productos cárnicos como la carne de res, carne de venado, cordero, ternera y cerdo también se incluyen en esta dieta. Solo tenga cuidado con las carnes procesadas, como el jamón y el tocino, ya que pueden curarse con azúcar y contener cantidades más altas de carbohidratos.

En la medida de lo posible, evite utilizar productos cárnicos con otros nitratos y embutidos. Los huevos son perfectamente aceptables en una dieta baja en carbohidratos. Puede comerlos, prepárelos y disfrútelos de la forma que desee, como panqueques, hervidos, fritos, revueltos, duros, pochados y tortillas. Tampoco debería tener problemas con aceites y grasas como la mantequilla. Sin embargo, tenga en cuenta que el aceite de oliva se debe usar para saltear solo mientras que el aceite de sésamo y el aceite de nuez solo se deben usar como aderezo y no para cocinar. El aceite de colza, el aceite de cártamo, el aceite de soja, el aceite de girasol y el aceite de semilla de uva se pueden usar para cocinar, pero no permita que alcancen temperaturas demasiado altas. Cuando use mayonesa, asegúrese de que no contenga azúcar agregada. El queso contiene carbohidratos, por lo que es posible que desee limitar su consumo a alrededor de 3 a 4 onzas diarias. Esto incluye queso parmesano, queso feta, queso de cabra, queso suizo, queso azul, queso crema, queso cheddar, queso mozzarella y queso Gouda.

El consumo de vegetales, sin importar si está cocido o crudo, se recomienda en una dieta baja en carbohidratos. Esto también es válido para las hierbas y las especias siempre que no contengan azúcar agregada.

Los edulcorantes artificiales son aceptados como sustitutos del azúcar. Esto incluye sucralosa, stevia y sacarina, por nombrar algunos. El agua, las gaseosas la almendra sin sabor o la leche de soja, el café regular o descafeinado y el té también son alimentos aceptables en una dieta baja en carbohidratos. También puede usar caldo claro o caldo y té de hierbas siempre que no contenga azúcar agregada.

Las bebidas carbonatadas con sabor y los refrescos de dieta también son aceptables, pero debe tener cuidado con el contenido de calorías y carbohidratos. También debe limitar el consumo de crema ligera o pesada a tres cucharadas por día. Los aderezos para ensaladas como el vinagre de vino tinto, el aderezo italiano, el aderezo César, el vinagre balsámico, el aderezo ranch, el jugo de limón son perfectamente aceptables siempre que no contengan azúcar agregada.

También puede optar por crear su propia receta para sus aderezos. Las frutas se pueden utilizar como sustituto de los dulces. Sin embargo, también contiene azúcar, por lo que solo debe consumirse con moderación.

Los alimentos que deben evitarse

Los productos alimenticios que contienen una gran cantidad de azúcar, tales como refrescos, cereales para el desayuno, pasteles, dulces, helados, jugos, pasteles, bebidas deportivas, bollos y chocolates, están excluidos de esta dieta. Si tienes ansiedad por comer dulce, no desesperes! Hay recetas disponibles para pasteles y otros productos dulces que contienen cantidades bajas de carbohidratos, por lo que aún podrá disfrutarlos de vez en cuando. Los panes, muesli, pasta, papilla, papas fritas, arroz, papas fritas, papas y otros alimentos ricos en almidón también están excluidos de este régimen alimenticio. Los productos integrales y las legumbres como las lentejas y los frijoles también contienen altas cantidades de carbohidratos.

También debe tener cuidado al comer vegetales de raíz y consumirlos solo en cantidades moderadas. También debe evitar el uso de margarina. No tiene ningún beneficio para la salud y contiene una cantidad extraordinariamente alta de grasa omega-6. Debe decir adiós a la cerveza, ya que puede considerarse como una versión líquida del pan. Contiene altas cantidades de carbohidratos.

Igualmente debe tener cuidado con los productos que se comercializan como artículos especiales con bajo contenido de carbohidratos. En la medida de lo posible, absténgase de consumir estos productos a menos que esté seguro de los ingredientes que contiene.

Capítulo 3 –

Recetas bajas en carbohidratos que debes probar

Desayuno: Salchicha y Huevo cocidoestilo muffin

Tiempo de preparación: 10 minutos
Tiempo de cocción: 30 minutos.
Cantidad de porciones: 6

Ingredientes:
12 onzas de salchicha italiana de cerdo
13 huevos 2/3 lb. de pavo, molido
2/3 taza de pimiento rojo, picado
¼ cucharadita de tomillo seco
¼ cucharadita de pimienta negra 1 cucharada de perejil seco
½ cucharadita de sal
1/8 cucharadita de pimienta de cayena
1/8 cucharadita de nuez moscada, molida
¼ cucharadita de pimentón molido
Salsa picante y queso

Instrucciones:

1. Ponga el horno a 350 grados centigrados. Aplique spray antiadherente para cocinar en los moldes para muffins.

2. Coloque el pavo y la salchicha en un tazón y mezcle bien.

3. Agregue tomillo, 1 huevo, perejil, pimiento, pimienta de cayena, nuez moscada y pimentón. Sazone con sal y pimienta negro. Combine los ingredientes a mano.

4. Vierta la mezcla en latas para muffins engrasados y rompa un huevo encima de cada uno.

5. Cocine en el horno durante aproximadamente media hora.

6. Una vez hecho esto, coloque la salsa picante y el queso encima.

Información nutricional: Cada porción contiene 31.3 gramos de proteína, 23.6 gramos de grasa, 0.5 gramos de fibra, 353 calorías y 1.6 gramos de carbohidratos netos.

Plato Principal: Canelones Rellenos De Carne

Tiempo de preparación: 40 minutos.
Tiempo de cocción: 40 minutos.
Cantidad de porciones: 6

Ingredientes:
9 oz. crema espesa
1 ½ tazas de salsa de tomate
1/3 taza de agua
¼ taza de perejil
2 huevos
1/3 taza de queso parmesano, rallado
¼ cucharadita de sal 0.5 oz.
80% de carne magra, molida
1 cebolla, rebanada
6 setas u hongos
½ cucharada de aceite de oliva, virgen extra
½ taza de harina de soja, grano entero
4 onzas de pechuga de pollo, deshuesada

Instrucciones:
1. (para la crespelle) Ponga harina de soja, sal, 5 oz. Crema, huevos y agua en una licuadora. Ajústelo a alta velocidad y

mezcle hasta que quede suave. Dejar reposar durante 15 minutos.

2. Aplique aceite vegetal en aerosol para cocinar en una sartén y colóquelo a fuego medio-alto. Extienda aproximadamente 2 cucharadas de masa en la sartén de manera uniforme.

3. Cocine por un minuto la tapa hacia el otro lado con una espátula. Cocine por otros 30 segundos. Transferencia a una toalla de cocina para enfriar.

4. Repita el procedimiento para la masa restante.

5. (Para el relleno) Con una sartén grande, cocine el pollo en aceite de oliva a fuego medio hasta que esté bien cocido. Sazone con pimienta negra y sal.

6. Una vez que esté ligeramente frío, trocee el pollo y colóquelo en un bol.

7. Coloque la cebolla en la sartén y saltee a fuego medio durante unos 5 minutos. Agregue los champiñones y cocine por otros 5 minutos. Revuelva con frecuencia.

8. Agregue la carne en la sartén y muevala con una espátula. Cocinar hasta que esté dorado.

9. Combine la mezcla de carne de res y el pollo cocido en un tazón. Añadir la crema restante, el perejil y el queso parmesano. Sazone al gusto y deje enfriar.

10. Engrasar una fuente para hornear y esparcir ½ taza de salsa de tomate uniformemente en el fondo.

11. Precaliente el horno a 400 grados centigrados.

12. Coloque ¼ taza de mezcla de carne en el centro de cada crespelle. Cubra el relleno doblando un borde del crespelle y aplanelo ligeramente. Enrolle de nuevo el crespelle y póngalo con la costura hacia abajo en la fuente para hornear.

13. Repita el procedimiento hasta que todos los ingredientes preparados estén agotados.

14. Vierta la salsa de tomate restante sobre los canelones y cubra bien el plato con papel de aluminio.

15. Cocine en el horno durante aproximadamente media hora. Coloque el queso adicional en la parte superior antes de servir.

Información nutricional: Cada porción contiene 25.9 gramos de proteína 27.2 gramos de grasa, 2 gramos de fibra, 384 calorías y 7.5 gramos de carbohidratos netos.

Chile Ancho Macho (Sin Gluten)

Tiempo de preparación: 10 minutosTiempo de cocción: 165 minutos
Cantidad de porciones: 10

Ingredientes:
1 cebolla, rebanada
3 cucharadas de aceite de oliva, extra virgen
80 oz. filete, sin hueso
6 onzas. vino tinto de mesa
3 cucharadas de chili en polvo
2 cucharaditas de ajo, picadas
½ cucharadita de pimienta negra
14.5 oz. tomates con chiles verdes
2 cucharaditas de sal

Instrucciones:
1. Ponga el horno a 325 grados centígrados

2. Sazone la carne con pimienta negra y sal. Engrasar un horno holandés con la mitad del aceite de oliva. Cocine 1/3 de la carne a fuego alto durante unos 5 minutos.

3. Repita el procedimiento con la carne restante.

4. Poner el aceite restante en el horno holandés. Saltee las cebollas hasta que estén ligeramente caramelizadas y agregue el chile en polvo, el vino, los tomates y el ajo.

5. Lleve la mezcla líquida a fuego lento y luego agregue la carne de res cocida junto con los jugos de cocina acumulados.

6. Cubra y cocine en el horno durante aproximadamente 2 horas y media. Recuerda removerlo al menos una vez a la mitad de la cocción.

Consejos *adicionales*:
Puedes usar caldo de pollo como sustituto del vino tinto. Además, el ajo asado funciona mejor para esta receta.

Información nutricional:

Cada porción contiene 43.9 gramos de proteína, 12.4 gramos de grasa, 1.4 gramos de fibra, 325 calorías y 3.3 gramos de carbohidratos netos.

Plato de acompañante: Calabaza dorada con salvia y arce

Tiempo de preparación: 10 minutosTiempo de cocción: 15 minutos
Cantidad de porciones: 10

Ingredientes:

1 libra de calabaza, en cubos
¼ taza de caldo de verduras
¼ cucharadita de salvia, molida
¼ de taza de chalotes, picados
1/16 taza de jarabe de arce, sin azúcar
1 cucharada de mantequilla, sin sal
SalPimienta negra

Instrucciones:

1. Con una sartén, saltee los chalotes, las cebollas y la calabaza en mantequilla a fuego medio-alto durante unos 6 minutos. Sazone con pimienta negra y sal.

2. Reduzca el fuego a bajo y luego vierta el

caldo de verduras en la sartén. Cocine suavemente durante unos 10 minutos.

3. Una vez que la calabaza esté tierna, agregue salvia y jarabe. Mezclar bien.

Consejo adicional:

Sería mejor usar salvia fresca para esta receta. Simplemente corte las hojas de salvia de 7-8 finamente y agréguelas hacia el final de la cocción con el jarabe de arce.

Informaciónnutricional:
Cada porción contiene 0.6 gramos de proteína, 0.4 gramos de fibra, 26 calorías y 3.5 gramos de carbohidratos netos.

Postres: Pastel De Chocolate Decadente

Tiempo de preparación: 15 minutos.
Tiempo de cocción: 45 minutos.
Cantidad de porciones: 12
Ingredientes:
4 onzas de chocolate para hornear, sin azúcar en cuadritos
6 huevos
½ taza de mantequilla, sin sal
1 cucharadita de extracto de vainilla
1 cucharada de agua

2 cucharadas de cacao en polvo, sin azúcar
1 taza de edulcorante, a base de sucralosa
½ taza de Crema batida

Instrucciones:

1. Precaliente el horno a 325 grados. Coloque un papel encerado en la parte inferior de una bandeja con forma de resorte. Engrasar tanto la sartén como el papel y reservar.

2. Coloque un asador doble sobre agua a fuego lento y coloque la mantequilla, el chocolate y el agua encima. Revuelva la mezcla hasta que el chocolate y la mantequilla estén completamente derretidos.

3. Una vez que esté bien combinado, retire la mezcla del calor y vierta en un tazón

grande. Deje enfriar.

4. Agregue cacao en polvo, ¼ de taza de edulcorante y extracto de vainilla a la mezcla y revuelva bien para combinar.

5. Usando una batidora eléctrica, bata los huevos a fuego medio durante unos 6 minutos.

6. Reduzca la velocidad a media y continúe batiendo los huevos mientras agrega lentamente el edulcorante restante.

7. Agregue la mezcla de huevo en la mezcla de chocolate en tres partes. Mezclar bien.

8. Coloque la masa en la sartén preparada y alise la parte superior. Cocinar en el horno durante unos 45 minutos.

9. Una vez hecho esto, coloque el pastel en una rejilla para cocinar. Cortar en 12

porciones y poner la crema batida encima antes de servir.

Información nutricional:

Cada rebanada contiene 4.5 gramos de proteína, 15 gramos de grasa, 1.9 gramos de fibra, 159 calorías y 3.5 gramos de carbohidratos netos.

Bebidas: Licuado De Aguacate tipo Gazpacho

Tiempo de preparación: 5 minutos.
Tiempo de cocción: 1 minuto
Cantidad de porciones: 1

Ingredientes:
1 taza de agua
1/8 cucharadita de sal
1 aguacate, pelado y sin semillas.
2 cucharaditas de jugo de lima
1 onza. queso de cabra, ablandado
2 cucharaditas de cebollino picado
1 cucharada de crema espesa

Instrucciones:
1. Cortar el aguacate.
2. Coloque las rebanadas en una licuadora junto con los ingredientes restantes. Mezclar hasta que quede suave.
3. Transfiera a un vaso alto y ponga cebolletas adicionales encima.

Información nutricional:
Cada vaso contiene 9.2 gramos de

proteínas, 35 gramos de grasa, 9.3 gramos de fibra, 385 calorías y 4.5 gramos de carbohidratos netos.

Merienda: Ponquecitos de Terciopelo Negro

Tiempo de preparación: 5 minutos.
Tiempo de cocción: 17 minutos
Cantidad de porciones: 6

Ingredientes:
3 huevos
6 cucharaditas de eritritol
¼ cucharadita de polvo para hornear, fosfato directo
¼ taza de leche de coco, sin azúcar
4 onzas de queso crema
¼ taza de xilitol
¼ cucharadita de sal
2 cucharaditas de extracto de vainilla
¼ cucharadita de bicarbonato de sodio
7 cucharadas de mantequilla, sin sal
2 cucharadas de cacao en polvo, sin azúcar
¼ taza de harina de coco orgánica, alta en fibra
½ cucharadita de colorante para alimentos, negro
Colorante naranja
Brillo de comida comestible

Instrucciones:

1. Ponga el horno a 375 grados. Cubra un molde para muffins con vasos de papel y póngalos a un lado.

2. (para los ponquecitos) Combine los huevos, 3 cucharadas de mantequilla, leche de coco, colorante negro, xilitol y extracto de vainilla en un tazón.

3. Coloque la harina de coco, la sal, el polvo para hornear, el bicarbonato de sodio y el cacao en polvo en un recipiente aparte. Mezclar bien.

4. Combine ambas mezclas juntas y revuelva bien.

5. Distribuya la mezcla resultante uniformemente en la lata del molde. Cocinar en el horno durante unos 18 minutos. Una vez hecho esto, coloque los pastelitos en una rejilla para enfriar.

6. (para glasear) Coloque el queso crema en un tazón y bátelo con una batidora eléctrica hasta que quede suave.

7. Agregue la mantequilla restante, el eritritol, el colorante anaranjado y el extracto de vainilla a la mezcla. Mezclar

bien.

8. Coloca glaseado encima de cada cupcake y espolvorea con purpurina comestible.

Consejos adicionales:

Elija brillo comestible hecho de goma guar y colorante para alimentos sin azúcar para cubrirlo.

Información nutricional:

Cada ponquecito contiene 5.4 gramos de proteína, 23.3 gramos de grasa, 10.3 gramos de fibra, 269 calorías y 2.7 gramos de carbohidratos netos.

Capítulo 4 - Bonus: Condimentos, Salsas Y Dips

Los condimentos, y salsas generalmente mejoran el sabor del plato que usted está comiendo, pero también pueden contener carbohidratos ocultos. Debido a esto, debes tener cuidado al consumirlos cada vez que comes afuera.

Sería mejor crear sus propias salsas para asegurarse de que contienen bajas cantidades de carbohidratos. Este capítulo contiene recetas para salsas y salsas que no solo son fáciles de hacer sino que también son muy sabrosas y saludables.

Salsa bechamel

Tiempo de preparación: 10 minutos
Tiempo de cocción: 20 minutos
Cantidad de porciones: 6

Ingredientes:
1 taza de crema espesa
1 cucharada de mantequilla, sin sal
1 taza de agua
1/8 cucharadita de pimienta negra
3 cucharadas de espesante
2 cucharadas de cebollas blancas, picadas
1/8 cucharadita de nuez moscada, molida
1 cucharadita de sal

Instrucciones:
1. Combine todos los ingredientes en una cacerola pequeñaexcepto la mantequilla y el espesante, y colóquela a fuego medio.
2. Una vez que la mezcla hierva a fuego lento, retire la sartén del fuego y deje reposar durante 15 minutos.
3. Cuele la mezcla y colóquela nuevamente sobre el calor. Agregue el espesante y cocine la mezcla hasta que espese.

4. Retire la sartén del fuego y agregue la mantequilla. Revuelva hasta que se derrita.

Consejo adicional:
Esta salsa suave se suele utilizar en los souffles.

Información nutricional:
Cada porción contiene 0.9 gramos de proteína, 16.7 gramos de grasa, 1.1 gramos de fibra, 163 calorías y 1.4 gramos de carbohidratos netos.

Salsa Bearnesa

Tiempo de preparación: 10 minutos
Tiempo de cocción: 10 minutos
Cantidad de porciones: 8

Ingredientes:
2 cucharadas de chalotes, picados
1/8 cucharadita de pimienta negra
½ cucharadita de estragón
1/8 cucharadita de sal
5 cucharadas de vinagre de vino blanco
½ taza de mantequilla, sin sal
2 yemas de huevo

Instrucciones:
1. Coloque el estragón, los chalotes y el vinagre en una caldera doble. Cocine por unos 5 minutos.
2. Agregue la yema de huevo en la mezcla y bata hasta que esté espeso. Poco a poco agregue la mantequilla y mezcle bien.
3. Una vez espeso, retire del fuego y sazone al gusto.

Información nutricional:

Cada porción contiene 0.9 gramos de proteína, 12.7 gramos de grasa, 118 calorías y 0.8 gramos de carbohidratos netos.

Mayonesa

Tiempo de preparación: 10 minutos
Tiempo de cocción: 1 minuto
Cantidad de porciones: 8

Ingredientes:
2 yemas de huevo
1 cucharadita de sal
1 taza de aceite de oliva, extra virgen
4 cucharaditas de jugo de limón
¼ cucharadita de pimienta negra
2 cucharaditas de mostaza Dijon

Instrucciones:
1. Mezcle las yemas de huevo, la mostaza, la sal, la pimienta negra y el jugo de limón en un tazón.
2. Agregue lentamente aceite de oliva en la mezcla mientras revuelve constantemente.
3. Continuar agitando hasta obtener la consistencia deseada.

Información nutricional:
Cada porción contiene 0.7 gramos de

proteína, 29.1 gramos de grasa, 256 calorías y 0.6 gramos de carbohidratos netos.

Salsa de eneldo

Tiempo de preparación: 40 minutos.
Tiempo de cocción: 1 minuto
Cantidad de porciones: 12

Ingredientes:
½ taza de mayonesa
1 cucharada de jugo de limón
½ taza de crema agria
2 cucharadas de crema espesa
¾ taza ramita de eneldo
1/12 cucharada de mostaza de Dijon

Instrucciones:
1. Combine todos los ingredientes en un tazón y mezcle bien. Sazone al gusto.
2. Cubra y deje que se enfríe en el refrigerador durante al menos 30 minutos.

Consejo adicional:
Para agregar un toque a su salsa, puede reemplazar la pimienta negra con pimienta de cayena y agregar 2 cucharadas de alcaparras escurridas y picadas.

Información nutricional:

Cada porción contiene 0.2 gramos de proteína, 9.8 gramos de grasa, 93 calorías y 0.8 gramos de carbohidratos netos.

Salsa cremosa de hierbas

Tiempo de preparación: 10 minutos
 Tiempo de cocción: 10 minutos Cantidad de porciones: 4

Ingredientes:
1 cucharadita de mantequilla, sin sal
1/8 cucharadita de pimienta negra
1 cucharada de chalota, picada
¼ cucharadita de sal
1 cucharada de albahaca
1 cucharada de jugo de almeja, natural.
2 cucharaditas de espesante
1 cucharada de cebollino picado
 ½ taza de crema espesa
1 cucharada de perejil

Instrucciones:
1. Con una cacerola, saltee los chalotes en mantequilla a fuego medio durante un minuto.
2. Agregue el jugo de almeja y deje que se cocine hasta que se reduzca a la mitad.
 3. Agregue los ingredientes restantes a excepción del espesante.
4. Una vez que la mezcla hierva, cocine por

un minuto y retírelos del fuego. Agregue el espesante y revuelva bien. Dejar reposar durante 2 minutos.

Información nutricional: Cada porción contiene 0,8 gramos de proteína, 12,1 gramos de grasa, 1,1 gramos de fibra, 121 calorías y 1,3 gramos de carbohidratos netos.

Salsa De Mantequilla Marrón

Tiempo de preparación: 1 minuto
Tiempo de cocción: 10 minutos
Cantidad de porciones: 4

Ingredientes:
½ taza de mantequilla, sin sal
½ cucharadita de sal
1 cucharada de jugo de limón
1/8 cucharadita de pimienta negra

Instrucciones:
1. Coloque una sartén a fuego medio. Agregue la mantequilla y cocine por unos 5 minutos.
2. Una vez que comience a dorarse, retire la mantequilla del fuego. Agregue los ingredientes restantes y revuelva bien.

Consejos adicionales:
Esta salsa es la mejor combinación para huevos, vieiras, verduras o cualquier pescado blanco.

Información nutricional:

Cada porción contiene 0,3 gramos de proteína, 23 gramos de grasa, 205 calorías y 0,4 gramos de carbohidratos netos.

Salsa Carbonara

Tiempo de preparación: 20 minutos.
Tiempo de cocción: 10 minutos
Cantidad de porciones: 6

Ingredientes:
6 rebanadas de tocino
2 huevos
½ taza de queso parmesano, rallado
1 cucharadita de ajo, picado
1/8 cucharadita de pimienta negra
¾ taza de crema espesa

Instrucciones
: 1. Coloque la sartén a fuego medio y cocine el tocino hasta que esté crujiente. Transfiera a toallas de papel y pique.
2. Retire la grasa de tocino de la sartén hasta que solo queden 2 cucharadas de sopa. Saltear el ajo por 30 minutos, luego agregar el queso, la crema y la pimienta. Cocine hasta que el queso se derrita.
3. Bate los huevos ligeramente en un tazón y agregue lentamente la mezcla de crema. Una vez combinados, vierta la mezcla en una sartén y reduzca el fuego a

bajo. Llevar a fuego lento mientras se revuelve con frecuencia.

4. Una vez espeso, retire del fuego y agregue el tocino.

Información nutricional:

Cada porción contiene 8.3 gramos de proteína, 17.9 gramos de grasa, 201 calorías y 1.7 gramos de carbohidratos netos.

Salsa de queso

Tiempo de preparación: 5 minutos.
Tiempo de cocción: 10 minutos
Cantidad de porciones: 8

Ingredientes:
1 taza de crema espesa
½ cucharadita de pimentón
½ taza de roquefort o queso azul, desmenuzado
¼ taza de queso parmesano, rallado
2 onzas de queso jarlsburg

Instrucciones:
1. Verter la crema en una olla y calentar a fuego lento. Añadir el jarlsburg y el queso azul hasta que se derrita.
2. Agregue la paprika y el queso parmesano. Cocine mientras revuelve hasta que esté suave.
3. Sazone con pimienta y sal.

Información nutricional:
Cada porción contiene 5.2 gramos de proteínas, 16 gramos de grasa, 168

calorías y 1.5 gramos de carbohidratos netos.

Salsa De Chimichurri

Tiempo de preparación: 10 minutos
Tiempo de cocción: 1 minuto
Cantidad de porciones: 4

Ingredientes:
1 taza de perejil, picado
¼ cucharadita de condimento viejo de la bahía
3 cucharaditas de ajo picado
1 cucharadita de sal kosher, gruesa
2 chiles jalapeños, picados
3 cucharadas de vinagre de vino tinto
5 cucharadas de aceite de oliva, extravirgen

Instrucciones:
1. Combine todos los ingredientes en un tazón.

   Información nutricional: Cada porción contiene 0,8 gramos de proteína, 17,7 gramos de grasa, 0,8 gramos de fibra, 167 calorías y 2,2 gramos de carbohidratos netos.

Salsa de tomate

Tiempo de preparación: 10 minutos
Tiempo de cocción: 30 minutos.
Cantidad de porciones: 6

Ingredientes:
¼ taza de aceite de oliva, virgen extra
28 oz. tomates triturados
1 cebolla blanca, cortada en cubitos
2 dientes de ajo, picados
1 cucharadita de albahaca seca
½ tallo de apio, picado

Instrucciones:
1. Con una cacerola, saltee el apio, la cebolla y el ajo en aceite de oliva a fuego medio durante unos 6 minutos
2. Agregue la albahaca y cocine por 30 segundos adicionales. Revuelva con frecuencia.
3. Agrega los tomates. Reduzca el fuego a medio bajo una vez que la mezcla comience a hervir.
4. Cocine suavemente durante unos 30 minutos mientras está parcialmente descubierto. Sazone al gusto.

Consejos adicionales: Esta salsa es ideal para pastas, albóndigas y vegetales salteados como el calabacín.

Información nutricional: Cada porción contiene 2.4 gramos de proteína, 9.7 gramos de grasa, 2.8 gramos de fibra, 128 calorías y 8.2 gramos de carbohidratos netos.

Salsa de barbacoa
Tiempo de preparación: 25 minutos.
Tiempo de cocción: 1 minuto

Cantidad de porciones: 10

Ingredientes:
1 cucharada de aceite de oliva, virgen extra
¼ cucharadita de café seco en polvo
¼ taza de cebolla, picada
2 cucharaditas de edulcorante
2 cucharadas de pasta de tomate

2/3 cucharadas de salsa inglesa

1 cucharadita de chile en polvo

1 cucharada de vinagre de manzana

1 cucharadita de comino

¼ cucharadita de pimienta de Jamaica, molida

1 ½ taza de salsa de tomate, sin azúcar

¾ cucharadita de ajo en polvo

1/8 cucharadita de pimienta de cayena

¾ cucharadita de semilla de mostaza amarilla

Instrucciones:

1. Usando una cacerola, saltee la cebolla en aceite de oliva a fuego medio-alto durante unos 3 minutos.

2. Agregue la pasta de tomate, la pimienta de cayena, la mostaza, el chile en polvo, la pimienta de Jamaica, el comino y el ajo en polvo. Cocinar por un minuto más.

3. Agregue el ketchup, el café, el vinagre, el edulcorante y la salsa Worcestershire. Cocine por unos 8 minutos mientras revuelve ocasionalmente.

Información nutricional: Cada porción

contiene 0,3 gramos de proteína, 1,5 gramos de grasa, 0,3 gramos de fibra, 32 calorías y 3,7 gramos de carbohidratos netos

Salsa De Soja, Jengibre y Sésamo

Tiempo de preparación: 5 minutos.
Tiempo de cocción: 1 minuto
Cantidad de porciones: 10

Ingredientes:
4 cucharadas de salsa de soja tamari
½ cucharadita de ajo
¼ taza de caldo, caldo de pollo o consomé
1 cucharadita de jengibre
2 cucharadas de aceite de sésamo
2 cucharaditas de edulcorante
2 cucharadas de vinagre de arroz.

Instrucciones:
1. Combine todos los ingredientes en un tazón y mezcle bien.

Información nutricional:
Cada porción contiene 0,8 gramos de proteína, 2,7 gramos de grasa, 0,1 gramos de fibra, 30 calorías y 0,6 gramos de carbohidratos netos

Salsa Alfredo

Tiempo de preparación: 20 minutos.
Tiempo de cocción: 10 minutos
Cantidad de porciones: 6

Ingredientes:
2 cucharadas de mantequilla, sin sal
1/8 cucharadita de nuez moscada, molida
1 ½ tazas de crema espesa
4 onzas. queso romano
1/8 cucharadita de pimienta negra
½ taza de queso parmesano, rallado

Ingredientes:
1. Ponga una cacerola a fuego medio y agregue la mantequilla.
2. Una vez derretida, agregue la crema y ponga a fuego lento. Cocine suavemente durante unos 10 minutos.
3. Retire del fuego y agregue los ingredientes restantes. Continuar revolviendo hasta que el queso se derrita.

Consejo adicional:
También puede crear salsa de vodka

agregando 2 cucharadas de vodka y 3 cucharadas de pasta de tomate junto con crema durante la cocción.

Información nutricional:
Cada porción contiene 5.8 gramos de proteína, 29.5 gramos de grasa, 290 calorías y 2 gramos de carbohidratos netos.

Salsa Crema De Mostaza

Tiempo de preparación: 5 minutos.
Tiempo de cocción: 1 minuto
Cantidad de porciones: 4

Ingredientes:
½ taza de crema espesa
¼ cucharadita de sal
1 cebolleta o cebollín
¼ cucharadita de pimienta negra
1 ½ cucharadas de mostaza, molida

Instrucciones:
1. Coloque la sartén a fuego alto y luego agregue la crema.
2. Una vez que hierva, agregue la cebolleta y cocine por unos 4 minutos. Revuelva con frecuencia.
3. Retire del fuego y luego agregue los ingredientes restantes.

Información nutricional:
Cada porción contiene 0.7 gramos de proteína, 11.1 gramos de grasa, 0.1 gramos de fibra, 104 calorías y 1 gramos

de carbohidratos netos.

Conclusión

¡Gracias de nuevo por descargar este libro!

Espero que este libro pueda ayudarlo a crear platos que lo ayuden a alcanzar sus objetivos de acondicionamiento físico. Para tener éxito, debes seguir la dieta una vez que la hayas iniciado.

No vuelva a sus viejos hábitos alimenticios una vez que pudo perder algunas libras de su peso. Debes convertirlo en un hábito, el hecho de comer sano para poder mantener esa figura con la que siempre has soñado.

Una dieta requiere mucho esfuerzo y compromiso. No hay un atajo para hacer el trabajo. Solo debes comenzar una vez que estés completamente preparado y dispuesto a hacer ciertos sacrificios y cambiar tu estilo de vida o, de lo contrario, solo estarás condenado al fracaso.

Finalmente, si disfrutaste de este libro, me gustaría pedirte un favor, ¿serías tan amable de dejar una reseña para este libro? ¡Sería muy apreciado!

Haga clic aquí para dejar un comentario para este libro! ¡Gracias y buena suerte!

Parte 2

Introducción

Todos los derechos reservados. Sin limitar los derechos bajo los derechos de autor reservados anteriormente, ninguna parte de esta publicación puede reproducirse, almacenarse o introducirse en un sistema de recuperación, ni transmitirse, de ninguna forma ni por ningún medio (electrónico, mecánico, fotocopiado, grabado o de otra manera) sin el permiso previo por escrito del propietario de los derechos de autor y el editor de este libro. Este libro está protegido por derechos de autor. Esto es solo para uso personal. No puede modificar, distribuir, vender, usar, citar o parafrasear ninguna parte o el contenido de este libro electrónico sin el consentimiento del autor o propietario de los derechos de autor. Ante su infracción, se emprenderán acciones legales.

Aviso de exención de responsabilidad

Tenga en cuenta que la información contenida en este documento es solo para fines educativos y de entretenimiento. Se ha usado una gran cantidad de energía y se ha hecho todo lo posible para proporcionar la información más actualizada, precisa, relativa, confiable y completa, pero se recomienda encarecidamente al lector que busque asesoramiento profesional antes de utilizar cualquier información contenida en este libro. El lector entiende que está leyendo y

contenida en este documento, incluidos, entre otros, errores, omisiones o inexactitudes. Debido a la velocidad con la que cambian las condiciones, el autor y el editor se reservan el derecho de alterar y actualizar la información contenida en este documento sobre las nuevas condiciones cuando lo consideren pertinente, pero no limitado a errores, omisiones o inexactitudes.

Capítulo 1 - ¿Qué es una dieta baja en carbohidratos?

¡Estoy muy emocionado por ti! Si estás leyendo hasta aquí, significa que realmente estás buscando un cambio en tu vida. Estás cansado de no vivir a tu máximo potencial y listo para comenzar a vivir de la manera que tenías previsto. Eso es genial, y ¡qué mejor manera de comenzar que creando el mejor cuerpo de tu vida!

Mantén ese entusiasmo alto porque eso es exactamente lo que lo llevará a alcanzar tus metas. La verdad es que el factor más importante en la obtención de tus metas eres tú. Tú eres el que debe "decidir". Simplemente debes hacer una elección que, sin importar qué pase, alcanzarás tu meta. Si simplemente haces esto, entonces estoy seguro de que tendrás éxito.

¡Entonces empecemos! Pero antes de saltar directamente a lo que debes comer y los detalles de la dieta, debemos asegurarnos de que estás al día con los conceptos básicos de una dieta baja en carbohidratos.

Si has estado haciendo dieta o al menos has intentado hacer algo con respecto a tu peso, es posible que hayas oído o leído sobre dietas bajas en carbohidratos. Algunas de las dietas de moda populares que pueden clasificarse como dietas bajas en carbohidratos incluyen la dieta SugarBusters, la conocida dieta South Beach, la siempre popularZoneDiet, Atkins, y casi cualquier otra dieta de la que hayas oído hablar.

Como ya debes saber, el término "dieta baja en carbohidratos" se ha aplicado a muchas dietas diferentes. Es una clasificación realmente amplia de diferentes dietas que limitan la ingesta de carbohidratos. Algunas personas las llaman dietas de bajo índice glucémico, mientras que otras se refieren a ellas como dietas con bajo contenido de carbohidratos.

El denominador común para estas dietas que pertenecen a la clase de "bajo contenido de carbohidratos" es que requieren, tal como lo sugiere su nombre, una dieta que excluya los alimentos que son ricos en carbohidratos. Estos son alimentos que se conocen como glucémicos. Hay listas de alimentos y su índice glucémico para guiar a las personas que siguen una dieta baja en carbohidratos.

Entonces, ¿qué tan bajo es bajo carbohidrato, realmente?

Puedes consultar a tu médico acerca de cuán baja en carbohidratos debe ser tu dieta; esta es la cosa más inteligente que debes hacer antes de involucrarte en cualquier dieta. Las pautas dietéticas en los Estados Unidos establecen que alrededor del 50 al 65 por ciento de la ingesta de calorías de una persona en un día determinado debe provenir de los carbohidratos.

En términos generales, simplemente debes tener menos de 50% a 65% de calorías provenientes de fuentes de carbohidratos de cualquier variante en tu dieta diaria. Hay dietas bajas en carbohidratos que recomiendan solo el 20% o menos de su ingesta calórica diaria. Si deseas tener una dieta baja en carbohidratos para perder peso, se recomienda mantener tu ingesta de ellos en menos del 20% de tu requerimiento calórico diario. Por supuesto, debes asegurarte de sustituir esto por otra fuente de calorías, principalmente vegetales. Con este drástico descenso en el consumo de carbohidratos, no todas las personas pueden manejar los cambios en la dieta.

Tu cuerpo reaccionará. Puedes sentirte incómodo debido a los antojos de carbohidratos a los que estás acostumbrado. Es por eso que tendrás que ajustar lentamente tu consumo hasta el punto en que tu cuerpo pueda adaptarse a la pérdida de ellos. Puede que pienses que es un enfoque un tanto impredecible, pero el hecho es que todos tienen una tolerancia diferente a la pérdida de carbohidratos.

Capítulo 2 - Diferentes enfoques para lograr resultados ideales

Ten en cuenta que diferentes dietas bajas en carbohidratos usarán diferentes enfoques para lograr los efectos deseados. Un enfoque es simplemente reducir la ingesta de carbohidratos de una persona inmediatamente. La idea detrás de este enfoque es bastante básica: cuantos menos carbohidratos consumas menos calorías ganas, punto.

Si cuentas las calorías y verificas los números, este enfoque puede sonar muy plausible. Estos tipos de dietas generalmente aconsejan no agregar azúcares ni usar fuentes de carbohidratos refinados.

La metodología es simple. Todo lo que tienes que hacer es deshacerte de los pedidos secundarios, las ayudas adicionales y los complementos de comidas en tu dieta que tienden a inflar tu ingesta de calorías. Otra forma de aplicar este enfoque es simplemente deshacerse de los alimentos blancos que sueles consumir, como la harina blanca, el azúcar blanco refinado, el arroz y cualquier otro grano blanco, y las papas (incluidas las blancas o amarillas).

El siguiente método consiste en determinar la cantidad de carbohidratos que necesita cada persona para hacer dieta y perder sus comidas para perder peso. Este método es menos drástico y mucho más seguro para las personas. Sigue la idea de que cada persona tiene una tolerancia a los carbohidratos diferente. Las personas mayores tienen más dificultad para digerir los carbohidratos. El objetivo de este enfoque es definir el nivel óptimo para cada individuo. Esta es básicamente una de las ideas detrás de la dieta South Beach y otras similares.

El último enfoque es enseñarle a tu cuerpo a usar las calorías de las tiendas en tu grasa corporal. Tu cuerpo está naturalmente en sintonía con el uso de la grasa para ganar energía. Le tomará tiempo a tu cuerpo dejar de usar la glucosa y concentrarse en el uso de la grasa almacenada. Este proceso se llama cetosis.

Las dietas que hacen uso de este proceso corporal se denominan cetogénicas. Ten en cuenta que algunos expertos médicos aplican algunas dietas de este tipo para tratar enfermedades crónicas como la epilepsia. Sin embargo, cuando este enfoque se aplica a la pérdida de peso, es mencionado por expertos como James Volek y Stephen Phinneyas como cetosis nutricional. Una de las fases de la dieta Atkins es en realidad de naturaleza cetogénica. Este enfoque no es adecuado para todos, pero hay personas que se han vuelto bastante exitosas para perder peso con dietas cetogénicas.

Durante las etapas iniciales de la cetosis, el cerebro se abstendrá de quemar cetonas. Al hacerlo, el cuerpo dejará de usar el glucógeno almacenado, pero en su lugar se concentrará en el uso de la grasa corporal almacenada. De este modo, tu cuerpo utilizará los carbohidratos almacenados solo cuando sea absolutamente necesario. Esto también ayuda a evitar que tu cuerpo se coma las proteínas almacenadas que se encuentran en tus músculos.

Capítulo 3 - El caso de la dieta Atkins: ser estricto o no

En este capítulo, analizaremos una de las dietas bajas en carbohidratos que se han hecho populares en los últimos años, la dieta Atkins. Revisaremos sus ventajas y desventajas y te permitiremos decidir si es adecuada para ti.

La dieta Atkins tiene cuatro etapas o fases: inducción, pérdida de peso continua, mantenimiento previo y mantenimiento. No hay un patrón establecido con el cual comenzar la fase uno. Sin embargo, es altamente alentador que las personas comiencen con la fase de inducción ya que preparará al cuerpo para la disminución de carbohidratos. Esta es también la fase en la que se produce la cetosis, ya que su cuerpo será inducido o forzado a quemar las reservas de grasa en lugar de las reservas de glucógeno.

Mirando la fase de inducción

Esta fase te ayudará a determinar tu nivel de tolerancia a los carbohidratos. Una vez que sepas con cuántos carbohidratos puedes vivir, la dieta se ajustará según como se comporta tu cuerpo. Tendrás que determinar cuántos carbohidratos puedes soportar perder. Una vez que se determina ese nivel, las personas que hacen dieta monitorearán el consumo de carbohidratos y mantendrán el nivel en el que pueden perder peso con éxito. La Inducción dura un período de dos semanas, pero también se recomienda permanecer más tiempo.

Alimentos permitidos

Las personas que siguen la dieta Atkins deben evitar las fuentes refinadas de carbohidratos. Puedes comer cualquier fuente de carbohidratos que sea denso en nutrientes. Al igual que cualquier dieta baja en carbohidratos, el énfasis en la elección de alimentos tiene que ver con la elección inteligente de sus fuentes de los mismos.

Se supone que las personas que hacen dieta obtienen la mayoría de sus carbohidratos de las verduras. A las personas que hacen dieta se les permite de 12 a 15 gramos de verduras cada día. También se les permite consumir proteínas, así como grasas. La mayoría de los tipos de quesos están permitidos, pero no los quesos frescos, como el queso de granja o el requesón. A las personas que hacen dieta solo se les permite de tres a cuatro onzas de queso por día.

Las fuentes de proteínas como los huevos, la carne y los mariscos están bien. También puedes comer de muchas fuentes de ácidos grasos omega 3 (por ejemplo, peces de agua fría, etc.). El aceite de oliva, el aceite de semilla de uva, el aceite de maní y el aceite de canola también están permitidos. Sorprendentemente, se permite la mayonesa regular con toda la grasa, así como la mantequilla.

Cuando se trata de bebidas, el agua es la

número uno (este es básicamente el caso de cualquier dieta baja en carbohidratos). Cualquier bebida que contenga azúcar no está permitida. Sin embargo, se permiten las sodas de dieta que se endulzan con Splenda (sucralosa). Splenda y Sweet'NLow (sacarina) son tus endulzantes básicos en esta dieta. Se permiten bocadillos bajos en carbohidratos, pero debes revisar la etiqueta para el contenido de azúcar.

Los pros y contras de la fase de inducción

La fase de inducción de la dieta Atkins ha recibido muchas críticas negativas incluso de los defensores de las dietas bajas en carbohidratos. Citan el hecho de que es demasiado restrictiva. Si miras los libros anteriores sobre la dieta Atkins, enfatizan esta fase como una parte extremadamente importante. Hoy en día, sin embargo, los autores tienden a desviarse de tales afirmaciones.

El lado bueno de esta fase es que el salto te inicia en el corazón mismo de las dietas bajas en carbohidratos. Vas a renunciar a un montón de carbohidratos en el inicio. Si estás acostumbrado a comer muchos carbohidratos, esta fase te permitirá hacer un giro de 180 grados hacia la otra dirección. De alguna manera, cambia drásticamente tus hábitos alimenticios de forma correcta en lo que debería ser una alimentación saludable.

En el lado negativo, esta dieta presenta un cambio radical que puede no ser tolerable para algunas personas. Sin embargo, los expertos dicen que en realidad puedes comenzar con un nivel de carbohidratos superior al que recomienda la Fase de inducción. Simplemente puedes trabajar en una disminución gradual de los carbohidratos a medida que progresas en la dieta.

Más ventajas y desventajas de las dietas bajas en carbohidratos

Aparte de la posibilidad de adquirir una colisión de carbohidratos mencionada anteriormente, hay algunos otros aspectos negativos sobre la dieta Atkins que debes conocer. Como se ha sometido a escrutinio, es posible que hayas oído hablar de una serie de cosas tanto positivas como negativas, incluidos los mitos y los conceptos erróneos.

Uno de los comentarios populares sobre la dieta Atkins es que el conteo de carbohidratos es un proceso meticuloso que requiere mucha planificación. Sin embargo, una vez que te hayas familiarizado con ella, no tendrás que seguir contando mucho.

El aburrimiento es otro punto negativo común entre todas las dietas bajas en carbohidratos. Con muy pocas opciones de comida, algunas personas eventualmente se aburren con la dieta. La respuesta a esto es mucha creatividad en opciones de comida y recetas bajas en carbohidratos.

Pasando al lado positivo, las personas que aman el bistec y la mantequilla estarán felices de notar que estos alimentos, que a menudo están prohibidos en otras dietas están nuevamente en el menú. Si bien esta dieta es restrictiva cuando se trata de carbohidratos y azúcares, en realidad es bastante indulgente con respecto a las otras delicias que normalmente anhelas. Dicho esto, se debe tener en cuenta que aún se supone que las personas que hacen dieta consumen una variedad de grasas, que incluyen grasas saludables como las del aceite de oliva, etc.

La dieta Atkins, así como otras dietas bajas en carbohidratos, es bastante fácil de aprender. Una vez que aprendas a contar los carbohidratos e identifiques los alimentos que puedes comer, no tienes que pensar mucho en todo lo demás. Otra cosa buena acerca de las dietas bajas en carbohidratos en general es que te recomendamos encontrar tu propia sensibilidad a ellos. Tienes la oportunidad de determinar cuántos carbohidratos necesitas eliminar de tu dieta y cuánto puedes tolerar.

Capítulo 4 - ¿Qué aspecto tiene una dieta baja en carbohidratos?

Entonces, ¿cómo se ve una comida de dieta baja en carbohidratos? Las siguientes son opciones de desayuno, opciones de almuerzo, opciones de cena y bocadillos que encontrarás en muchos planes de dieta baja en carbohidratos. Si deseas probar una dieta con un contenido de carbohidratos ligeramente más bajo que la que consumes actualmente, te sugiero que planifiques tus comidas durante 7 días y elijas entre las siguientes opciones.

Opciones de desayuno

Las siguientes son opciones de desayuno que puedes mezclar y combinar. Podrás tomar pan, huevos y cereales para el desayuno. La gran diferencia es que no serán tan pesados en su contenido de carbohidratos.

Panes: pan, muffins o galletas hechas con ingredientes bajos en carbohidratos como la harina de almendras o la harina de lino. Si extrañas los panqueques, también puedes encontrar mezclas de panqueques bajos en carbohidratos.

Cereales bajos en carbohidratos: elige cereales con alto contenido de fibra como FiberOne. Revisa la etiqueta y asegúrate de que los cereales que elijas sean realmente bajos en carbohidratos.

Huevos: La forma más fácil de cocinar los huevos es hervirlos. Ten en cuenta que un huevo duro contiene 0,5 gramos de carbohidratos netos. Pero eso no siempre es un sabroso manjar. Para agregar sabor a los huevos, conviértelos en una tortilla con algunos vegetales sobrantes echados en la mezcla.

Desayuno de frutas bajas en carbohidratos: las frutas son una excelente opción para desayunar con bajo contenido de carbohidratos. Ejemplos de ellos incluyen moras, arándanos y limones. Las siguientes frutas tienen un contenido medio de azúcar: melocotones, toronjas, fresas, albaricoques, papayas, guayabas, melones cantalupo, manzanas, melones verdes, meloneshoneydew, sandías, arándanos y nectarinas.

Ahora hay frutas que tienen un mayor contenido de azúcar, así que ten cuidado con estas: piña, peras, ciruelas, kiwi y naranjas. Las siguientes frutas rara vez se deben comer. Si lo haces, debes reducir tu ingesta de carbohidratos de otras fuentes. Las frutas con alto contenido de azúcar son las siguientes: plátanos, mandarinas, mangos, cerezas, higos y uvas.

Desayunos con cuchara: Seamos realistas. Hay mañanas en las que tendrás prisa y no tendrás tiempo para preparar una comida baja en carbohidratos. Puedes ir a recoger algunas de las frutas mencionadas anteriormente y puedes agregar algunos de los siguientes ingredientes: queso ricotta, yogur y queso cottage. Es un desayuno rápido, bastante sabroso, que puedes poner con gusto en tu corazón.

Ideas para el almuerzo

El almuerzo es una de las comidas importantes del día. Es tu descanso a mitad de camino en tu jornada laboral de ocho horas o día escolar. Los almuerzos suelen hacerse a toda prisa. Los que no tienen tiempo para preparar su almuerzo se podrían sentir obligados a ir a por la comida rápida, que normalmente consiste en una hamburguesa, una soda de gran tamaño y algunas papas fritas al lado. Este almuerzo se come tan rápido como se ordena. No hace falta que un dietista diga que esto no es saludable en absoluto.

Básicamente, debes tratar de desviarte de las ideas habituales para el almuerzo y apegarte a opciones de alimentos más saludables que sean bajas en carbohidratos. Obtendrás la energía que necesitas para completar tu día sin consumir las grasas que te hacen subir de peso. Las siguientes opciones te darán mucho para elegir cuando planifiques los almuerzos de la semana. Son relativamente fáciles de preparar y saben tan bien como cualquier buen almuerzo que hayas probado.

Ensalada, no sandwich

Muchas personas crecieron con la idea de tener sándwiches para el almuerzo. Un par de rebanadas de pan blanco con verduras y carne en el medio habría sido el almuerzo perfecto, si no tienes sobrepeso. Si estás tratando de perder peso, es mejor que te saltes el pan blanco y te adhieras a las cosas del medio.

Ir con verduras, queso y carne. Cuando lo piensas, esta sugerencia suena más como una ensalada. Las ensaladas son la mejor manera de ir cuando haces el almuerzo mientras viajas, incluso si estás en una dieta baja en carbohidratos.

Opciones de ensalada: la opción de ensalada más común es la buena y vieja ensalada del chef: una porción de lechuga iceberg (del tamaño de una pelota de tenis) picada, un huevo duro, embutidos y una pizca de queso. Eso ya se ve muy bien y es una gran opción para perder peso también. Sin embargo, no será demasiado apetecible si lo almuerzas todos los días durante siete días.

La buena noticia es que hay muchas

opciones de ensaladas para el almuerzo cuando estás en una dieta baja en carbohidratos. Al elegir las ensaladas verdes, es mejor optar por las verdes más oscuras. Definitivamente son más nutritivas. Al menos, sabes qué tipo de verdes envasados se supone que debes obtener de la tienda de comestibles.

Un montón de hojas con especias y algunas otras verduras no hacen una ensalada mala. Lo que realmente hace que una ensalada sea una verdadera ensalada azul es el aderezo. Sin embargo, no todos los aderezos harán maravillas con tu dieta baja en carbohidratos. Los siguientes aderezos para ensaladas funcionarán mejor para tu plan:

Aderezo de Ensalada César:

- 0.5 gramos de carbohidratos netos

- Aceite y vinagre: 1 gramo de carbohidratos netos

- Aderezo ranch: 1.4 gramos de carbohidratos netos

- Queso azul: 2,3 gramos de carbohidratos netos

- Jugo de lima: 2.8 gramos de carbohidratos netos

- Jugo de limón: 2.8 gramos de carbohidratos netos

- Aderezo italiano: 3 gramos de carbohidratos netos

NOTA: Todas las porciones en esta lista son 2 cucharadas. No agregues azúcar al aderezo.

Con la variedad de ensaladas y opciones de aderezo disponibles, puedes preparar las siguientes ensaladas: ensalada de pollo tailandesa, ensalada griega, ensalada de atún, ensalada picada con pollo, hojas verdes con salmón y ensalada de tacos bajos en carbohidratos, entre muchas otras.

Opciones de almuerzo un poco más pesadas: hay personas que desean un almuerzo un poco más pesado, lo cual es comprensible si haces una dieta baja en carbohidratos por primera vez. Hay opciones de almuerzo que son excelentes para quienes hacen dieta y quieren evitar muchos carbohidratos.

Las siguientes son algunas de tus mejores opciones de almuerzo para comidas más pesadas bajas en carbohidratos:

- Salmón al horno (200 gramos), chícharos, hojas verdes y un chorrito de jugo de limón.

- Verduras de temporada cortadas en cubitos (1 taza), sopa de miso (225 ml).

- Pollo a la parrilla (180 gramos) con una ligera pizca de jugo de limón recién exprimido, arroz integral (1 taza).

- Una porción de sopa de miso (300 ml), tofu a la parrilla y bokchoy (100 gramos).

- Pollo al horno (180 gramos sin piel) con sabor a vinagreta (15 ml).

- Atún enlatado (95 gramos), cebollas picadas, lechuga (1 taza) y ralladura de limón.

- Masa madre (1 pieza), huevos revueltos

(2 piezas), media taza de tomates cortados en cubitos.

- Quínoa cocida (1 taza), brócoli al vapor (una taza), nueces (10 gramos).

- Bistec frito (5 onzas), champiñones (1 taza) más hierbas, judías verdes al vapor (1 taza).

- Hamburguesas (menos los bollos); puedes ir a tu lugar favorito de hamburguesas, pedirlas sin pan o simplemente quitar las hamburguesas tú mismo. No recibas pedidos adicionales como papas fritas o aros de cebolla y no deberías recibir ninguna bebida azucarada, solo el agua servirá.

Opciones de cena

Las cenas pueden ser tentadoras, especialmente si tus platillos reducidos en carbohidratos se sirven junto con lo que el resto de la familia está comiendo. A veces, perder peso es una empresa solitaria. Necesitas la ayuda y el apoyo de toda la familia, especialmente cuando llega la hora de la cena, cuando todos están reunidos alrededor de la mesa. Si tienes la suerte de tener a la familia en el mismo lugar, todos pueden comer la misma comida baja en carbohidratos durante la cena.

Las siguientes son opciones sabrosas para la cena que son definitivamente bajas en carbohidratos. Son lo suficientemente deliciosas para que el resto de la familia pueda disfrutar de los mismos platos contigo. Puedes crear tus planes de comidas para una semana completa y elegir cualquiera de los platos mencionados aquí.

Albóndigas al horno

Solo necesitas media libra de carne de cerdo molida, redonda y cordero molido. También necesitarás un huevo, espinacas picadas (5 onzas), 1 cucharadita de ajo (picada), 1 cucharadita de sal, 1 cucharadita de albahaca seca, media cucharadita de pimienta molida y media taza de pan rallado.

Tienes que mezclar todo, excepto las migas de pan, por supuesto. Coloca la mezcla en la nevera y déjala allí durante 24 horas. Sácalo a la noche siguiente, precalienta tu horno a 400 grados Fahrenheit. Convierte la mezcla en bolas de 1.5 onzas, enróllalas sobre las migas de pan, colócalas en una hoja y hornéalas durante 20 minutos. Puedes colocar las bolas en tazas individuales para muffins si quieres.

Una porción tendrá unas cuatro albóndigas. ¡Solo produce 10 gramos de carbohidratos! Esta comida también te proporciona 432 calorías. Incluso tus hijos no se quejarán de este elemento del menú bajo en carbohidratos.

Calabaza Espagueti

Siempre hay espacio para los espaguetis en los menús bajos en carbohidratos. Cocinarás espaguetis de la misma manera que antes, pero en lugar de usar la pasta habitual, usarás la calabaza espagueti, que tiene un contenido de carbohidratos más bajo. La pasta regular te dará 42 gramos de carbohidratos por porción, mientras que la calabaza espagueti solo producirá 10 gramos de carbohidratos por porción. También tendrás una barriga completa con solo 42 calorías en su cena de spaghetti squash baja en carbohidratos.

Sopa de Coliflor

Esta no es una receta de coliflor pura, por lo que no tienes que preocuparte por llenarte con una sola verdura. Necesitarás cinco rebanadas de tocino (picado), cebolla en polvo (1 cucharadita), 1 tallo de apio (picado), agua (2 cucharadas), harina (2 cucharadas), sal y pimienta, coliflor rallada (4 tazas), queso cheddar rallado (12 onzas), 2 cebollas verdes picadas y 2 tazas de caldo de pollo.

Mezcla un cuarto de caldo de pollo más harina y déjalo a un lado. Saltea el tocino y colócalo sobre toallas de papel cuando estén crujientes, para eliminar el exceso de grasa. Saltear las cebollas, el ajo y el apio; condimentar con sal y pimienta.

Después de eso, puedes agregar la coliflor, el caldo de pollo, el agua y la leche y hervir. Agrega la harina y la mezcla de caldo de pollo y cocina a fuego lento durante 3 minutos o hasta que la sopa se haya espesado. A continuación, puedes agregar el tocino y el queso cheddar. Puedes cubrir la sopa con gotas de salsa picante o cebollas verdes picadas.

Esta receta hace un total de ocho porciones. Solo proporciona siete gramos de carbohidratos y es una cena muy satisfactoria.

Otras ideas para la cena: hay muchas ideas para la cena baja en carbohidratos que vendrán y definitivamente no perderás los carbohidratos una vez que estés lleno de estos alimentos realmente sabrosos y satisfactorios. Aquí hay algunas ideas más para la cena bajas en carbohidratos:

- Salmón al Horno (200 gramos)
- Atún en conserva (95 gramos)
- Pollo a la plancha (180 gramos)
- Tofu a la plancha (100 gramos)
- Trucha a la plancha (200 gramos)
- Ensalada de frijoles mezclados

- Opciones de comida vegetariana

Cuando realices un plan de menú de 7 días con bajo contenido de carbohidratos, debes reemplazar la mayor parte de los carbohidratos que normalmente comes con verduras. Se recomienda que consumas alrededor de 12 a 15 gramos de carbohidratos netos provenientes de vegetales. Una porción sería del tamaño de una pelota de tenis. Aquí hay algunos fragmentos rápidos de información que puedes usar cuando prepares verduras para tus comidas:

- Brotes de alfalfa: tamaño de la porción 16 gramos; 0,2 g de carbohidratos netos

- Espárragos: sirviendo lanzas de tamaño 6; 2.4 g carbohidratos netos

- Corazones de alcachofa: tamaño de lata 1 lata; 1 g de carbohidratos netos

- Brócoli: tamaño de la porción 80 gramos; 1,7 g de carbohidratos netos

- Apio: porción de tallo 1; 0,4 g de carbohidratos netos

- Cebolletas: servir 1 cucharada; 0,1 g de carbohidratos netos

- Coliflor: tamaño de la porción 60 gramos; 1.4 carbohidratos netos

- BokChoy: tamaño de la porción 70 gramos; 0,4 g de carbohidratos netos

- Lechuga iceberg: tamaño de la porción 70 gramos; 0,2 g de carbohidratos netos

- Lechuga romana: tamaño de la porción 45 gramos; 0,4 g de carbohidratos netos

- Champiñones: tamaño de la porción 35 gramos; 1.2 g de carbohidratos netos
- Col rizada: tamaño de la porción 65 gramos; 2.4 g carbohidratos netos
- Puerros: tamaño de la porción 50 gramos; 3.4 g carbohidratos netos
- Judías verdes: tamaño de la porción 100 gramos; 4,1 g de carbohidratos netos
- Aceitunas verdes: tamaño de la porción 5 piezas; 0,1 g de carbohidratos netos
- Aceitunas negras: tamaño de la porción 5 piezas; 0.7 g de carbohidratos netos
- Sauerkraut: tamaño de la porción 70 gramos; 1.2 g de carbohidratos netos
- Cebolla: tamaño de la porción 20 gramos; 4,3 g de carbohidratos netos

- Calabaza espagueti: tamaño de la porción 40 gramos cuando se hierve; 2.0 g de carbohidratos netos

- Okra: tamaño de la porción 80 gramos; 2.4 g carbohidratos netos

- Espinacas: tamaño de la porción 90 gramos; 2,2 g de carbohidratos netos

- Guisantes de nieve: tamaño de la porción 60 gramos; 3.4 g carbohidratos netos

- Tomates: tamaño de la porción 60 gramos; 4,3 g de carbohidratos netos

Opciones de refrigerio

En caso de que tengas hambre en algún momento de tu dieta baja en carbohidratos, es posible que desees engullir algunos bocadillos para frenar el deseo sin agregar más carbohidratos. Puedes incluir cualquiera de los siguientes en tus planes de comidas:

- Una manzana + 10 anacardos

- 1 plátano + 10 anacardos

- Una banana + 5 nueces de Brasil

- Jugo de limpieza del hígado (raíz de jengibre, remolacha, ½ zanahoria de tamaño regular y apio)

- 10 anacardos

- 30 gramos de hummus + 1 pedazo de pan de pita integral sin refinar

- 30 gramos de frutas secas mixtas (ver el contenido de azúcar)

- 1 pita de trigo integral con ¼ de aguacate

- Un plátano de tamaño regular

- 1 naranja + 5 nueces de Brasil (solo hay que amar a Brasil)

- 30 gramos de hummus + palitos de zanahoria

- 1 zanahoria picada + 4 aceitunas

- Banana StrawberryShake (tratamiento de trampa - ¡úsalo solo una vez a la semana!)

Capítulo 5 - Cómo hacer tu plan de comidas bajas en carbohidratos de 7 días

Este es el punto en el que le darás sentido a todo. En el capítulo anterior te dimos una lista de alimentos, comidas y recetas que puedes preparar para comenzar una dieta baja en carbohidratos.

El siguiente paso es hacer un plan de comidas para los días uno al siete. Elige una opción de desayuno para cada uno de los siete días. Elige una opción de almuerzo para cada día. Y elige una opción de almuerzo para cada día.

El secreto de 6 horas

Ahora, la idea es no pasar hambre en un período de seis horas. Estás acostumbrado a comer muchos carbohidratos durante el día y una buena estrategia para ayudarlo a superar cualquier hambre y ansiedad es tener bocadillos bajos en carbohidratos listos para consumir dentro de un período de seis horas.

Cuando se trata de bocadillos, simplemente puedes ir a comer o hacer un horario como el que hiciste para el desayuno, el almuerzo y la cena. Ten una buena bebida baja en carbohidratos lista en una botella para que no te sientas tentado a tomar una lata de refresco o cualquier bebida azucarada. Si debes endulzar tu bebida, asegúrate de usar Splenda (sucralosa) o Sweet'NLow (sacarina).

Ejemplo de plan de comidas de un solo día

- Desayuno: tostadas de masa fermentada (1 rebanada solamente) + 50 gramos de ricotta; rociar con 2 cucharadas de miel

- Snack: Palitos De Zanahoria Y Hummus

- Almuerzo: Atún enlatado (95 gramos) + limones y lechuga cortados en cubitos

- Snack: 30 gramos de frutas secas mixtas + anacardos (10 piezas)

- Cena: Pollo a la parrilla (180 gramos) con brócoli al vapor.

- Bebidas durante el día: té (endulzado con Splenda si se desea), agua (ocho vasos).

Conclusión

¡Gracias de nuevo por comprar este libro sobre la mejor manera de implementar una dieta baja en carbohidratos en tu programa de alimentación!

Espero que este libro haya podido ayudarte a comprender mejor los principios de una dieta baja en carbohidratos y las estrategias que puedes utilizar para lograr el cuerpo con el que has estado soñando.

¡El siguiente paso es comenzar!

Los consejos en este libro no te darán resultados drásticos. Lo que te han dado son estrategias flexibles y factibles para comenzar con una dieta baja en carbohidratos. Poner en práctica estas estrategias depende de ti. La dedicación a las estrategias de tu dieta determinará tu éxito. La dieta baja en carbohidratos funciona, pero solo si te adhieres a lo que requieres.

Una vez que te sientas cómodo con la estrategia indulgente y fácil de seguir baja en carbohidratos descrita en este libro, puedes pasar a dietas más restrictivas, si deseas lograr resultados más rápidos. Lo importante es condicionar tu cuerpo a una dieta baja en carbohidratos o al menos a una dieta de carbohidratos semi-restringidos. Una vez que hayas dado ese primer paso, puedes pasar a una mayor pérdida de peso utilizando soluciones más estrictas de dieta baja en carbohidratos.

Finalmente, si disfrutaste de este libro,

tómate el tiempo para compartir tus opiniones y publicar una reseña. ¡Sería muy apreciado!

¡Gracias y buena suerte!

www.ingramcontent.com/pod-product-compliance
Lightning Source LLC
Chambersburg PA
CBHW071232020426
42333CB00015B/1443